MÉMOIRE

SUR LES VARIÉTÉS ANATOMIQUES

DU PIED-BOT CONGÉNITAL

DANS LEURS RAPPORTS AVEC

LA RÉTRACTION MUSCULAIRE CONVULSIVE.

CINQUIÈME MÉMOIRE

SUR LES DIFFORMITÉS DU SYSTÈME OSSEUX.

SÉRIE DE MÉMOIRES

SUR LES DIFFORMITÉS DU SYSTÈME OSSEUX;

Par le docteur JULES GUÉRIN.

—

PREMIER MÉMOIRE. — MÉMOIRE SUR L'EXTENSION SIGMOÏDE ET LA FLEXION DANS LE TRAITEMENT DES DÉVIATIONS LATÉRALES DE L'ÉPINE; lu à l'Académie royale de Médecine, le 15 novembre 1835; in-8°, avec planches. — Prix. . . . . 2 fr.

DEUXIÈME MÉMOIRE. — MÉMOIRE SUR LES MOYENS DE DISTINGUER LES DÉVIATIONS SIMULÉES DE LA COLONNE VERTÉBRALE DES DÉVIATIONS PATHOLOGIQUES; présenté à l'Académie royale de Médecine, le 2 juin 1836; précédé de trois Rapports faits à l'Académie sur ce mémoire; in-8°, avec planches. — Prix. . . . . 3 fr.

TROISIÈME MÉMOIRE. — MÉMOIRE SUR UNE NOUVELLE MÉTHODE DE TRAITEMENT DU TORTICOLIS ANCIEN; présenté à l'Académie royale des Sciences, le 3 avril 1838; in-8°. — Prix. . . . . . . 2 fr.

QUATRIÈME MÉMOIRE. — MÉMOIRE SUR L'ÉTIOLOGIE GÉNÉRALE DES PIEDS-BOTS CONGÉNITAUX; lu à l'Académie royale de Médecine, le 1ᵉʳ décembre 1838; in-8°. — Prix. . . . . 2 fr.

CINQUIÈME MÉMOIRE. — MÉMOIRE SUR LES VARIÉTÉS ANATOMIQUES DU PIED-BOT CONGÉNITAL DANS LEURS RAPPORTS AVEC LA RÉTRACTION MUSCULAIRE CONVULSIVE; présenté à l'Académie royale des Sciences, le 18 mars 1839; in-8°. — Prix. . . . . . . 2 fr.

Au bureau de la GAZETTE MÉDICALE, rue Racine, n° 14.

MÉMOIRE

SUR

LES VARIÉTÉS ANATOMIQUES

DU

PIED-BOT CONGÉNITAL

DANS LEURS RAPPORTS AVEC

LA RÉTRACTION MUSCULAIRE CONVULSIVE ;

PRÉSENTÉ A L'ACADÉMIE ROYALE DES SCIENCES, LE 18 MARS 1839,

PAR

LE DOCTEUR JULES GUÉRIN,

Directeur de l'Institut Orthopédique de la Muette, chargé du service spécial des difformités
à l'Hôpital des Enfans malades de Paris.

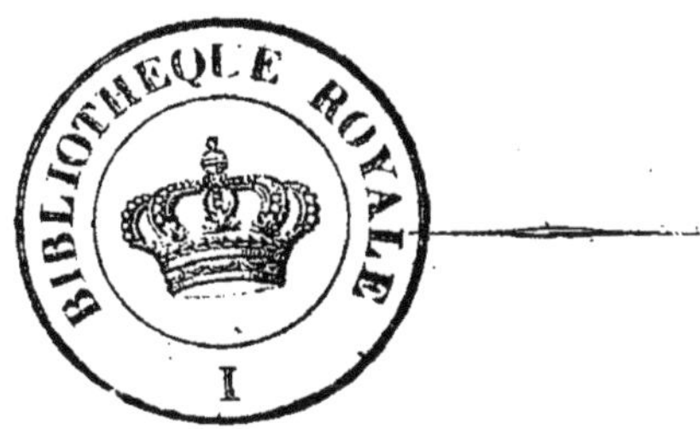

PARIS,

AU BUREAU DE LA GAZETTE MÉDICALE,

RUE RACINE, N° 14, PRÈS DE L'ODÉON.

—

1839.

IMPRIMERIE DE FÉLIX MALTESTE ET Cᵉ,
Rue des Deux-Portes-Saint-Sauveur, 18, près du passage du Grand-Cerf

A

M. Louis LEMAITRE.

AVERTISSEMENT.

Bacon a dit quelque part, dans ses écrits, que le propre
de certaines vérités est qu'à peine elles sont trouvées, elles
semblent appartenir à tout le monde et avoir été connues
de tout temps. Les idées qui font la base de ce mémoire,
quoique d'un ordre moins élevé, sans doute, que les vérités dont voulait parler Bacon, paraissent avoir eu le
même sort. Je les ai à peine indiquées, il n'y a pas une
année, et déjà elles sont entrées dans l'enseignement, dans
les écrits et dans la pratique de tous, comme la chose la
plus naturelle du monde, et comme des vérités connues
de tout temps. Je ne me plains pas de ce résultat, je me
borne à le constater : c'est là un des moindres inconvéniens
qu'ont à courir ceux qui trouvent quelque chose de vrai, de
simple, d'usuel. Quoi qu'on dise et quoi qu'on fasse, on ne
changera jamais ce cours habituel des choses. Cependant
je vais chercher à fixer nettement le point de départ, le sens
précis et la portée de ce mémoire sur les différentes varié-

tés du pied-bot congénital considérées dans leurs rapports avec la rétraction musculaire convulsive.

Dans mon histoire des difformités du système osseux, adressée à l'Académie des sciences pour le grand prix de chirurgie, j'avais établi l'étiologie du plus grand nombre des difformités congénitales, et du pied-bot en particulier, sur le fait de la rétraction musculaire active. Cette doctrine, formulée dans sa généralité, avait été développée dans un mémoire particulier, lu devant l'Académie royale de médecine, le 11 décembre 1838, sur l'étiologie générale du pied-bot congénital. Dans ce mémoire, j'avais cherché à démontrer, par un grand nombre d'observations, recueillies sur les monstres, le fœtus et l'enfant, que le pied-bot, quel qu'il soit, résulte de certains déplacemens articulaires du pied, causés par une action anormale permanente des muscles du pied et de la jambe, action complexe, que j'ai analysée dans ses divers élémens et dans ses diverses phases, et qui consiste dans la rétraction musculaire active ou convulsive. Comme preuve à l'appui de cette doctrine, et comme conséquence nécessaire et immédiate du fait sur lequel elle repose, j'ai énoncé la proposition générale suivante, à savoir, que toutes les formes, toutes les variétés anatomiques du pied-bot congénital, que tous les degrés qu'elles sont susceptibles d'acquérir, sont le résultat et l'expression de la rétraction musculaire différemment distribuée dans les muscles de la jambe et du pied. Avec cette formule générale, tout esprit un peu intelligent pouvait faire l'histoire naturelle des faits qu'elle comprend et achever analytiquement ce que je n'avais fait jusque-là qu'exprimer synthétiquement. C'est en effet ce qui est arrivé. Beaucoup de personnes, qu'il est inutile de nommer, ont tiré plus ou moins bien les conséquences de mes principes, en n'oubliant qu'une chose, de rattacher ces conséquences à leur origine : mais j'avais prévu ce résultat de l'activité de l'époque, et j'avais eu soin de prendre date par un paquet cacheté, déposé à l'Académie de médecine dès le 17 juillet 1838; ce paquet renfermait les propositions suivantes :

« 1° Le pied-bot congénital, ainsi que je l'ai établi dans » mon travail couronné par l'Académie des sciences, est le » résultat de la rétraction musculaire convulsive des mus- » cles du pied et de la jambe.

» 2° L'affection convulsive qui détermine la rétraction ou » contracture musculaire peut aller jusqu'à paralyser un ou » plusieurs muscles de la jambe, la rétraction et la para- » lysie n'étant pour moi que deux degrés différens du même » état pathologique. Lorsqu'il n'y a que simple contracture, » le muscle arrêté plus tard dans son développement ne peut » suivre qu'incomplétement le développement du squelette, » d'où l'accroissement de la difformité pendant la croissance » de l'individu; lorsqu'il y a paralysie, le muscle tend à s'a- » trophier et n'oppose qu'une faible résistance à l'action de » ses antagonistes rétractés ou restés à l'état normal.

» 3° Les différentes formes anatomiques ou variétés du » pied-bot, tels que le pied *équin,* le *varus,* le *valgus* et le

» *talus,* sont le résultat de la rétraction, siégeant spéciale-
» ment dans tel ou tel muscle, ou de la rétraction de cer-
» tains muscles avec la paralysie complète ou incomplète de
» certains autres, en sorte que la direction d'action des
» muscles rétractés détermine la direction et la forme du
» pied. C'est ainsi que le pied *équin* résulte de la rétraction
» des jumeaux et soléaire, et fléchisseurs des orteils; le *va-*
» *rus,* de la rétraction du jambier antérieur ; le *valgus,* de
» la rétraction du péronier antérieur et des péroniers laté-
» raux; le *talus,* de la rétraction du jambier antérieur, des
» extenseurs des orteils et du péronier antérieur, avec pa-
» ralysie et atrophie des jumeaux et soléaire.

   » C'est encore ainsi que ces formes primitives peuvent
» se combiner entre elles et offrir encore d'autres élémens,
» tels que l'enroulement du pied, l'adduction et l'abduction
» exagérées, tous effets de la rétraction siégeant à différens
» degrés dans les muscles jambier postérieur, adducteur du
» gros orteil, péroniers latéraux et pédieux, etc.

   » 4° Les conséquences thérapeutiques résultant de l'étio-
» logie du pied-bot, que j'ai établie, et des applications que
» j'en ai faites aux différentes variétés anatomiques de cette
» difformité sont que l'on doit, dans le cas d'insuffisance
» des moyens mécaniques et généraux, faire la section des
» tendons des muscles rétractés, déterminant chaque forme
» du pied-bot : contre l'équinisme, le tendon d'Achille;
» contre le *varus,* le tendon du jambier antérieur; contre le
» *valgus,* le péronier antérieur; contre l'enroulement ou

» courbure suivant le bord interne, l'adducteur du gros
» orteil; contre l'adduction forcée du pied, le jambier posté-
» rieur; contre l'abduction forcée, les péroniers latéraux;
» et la section simultanée des tendons de ces muscles, sui-
» vant la simultanéité de leur rétraction dans les différentes
» combinaisons de forme que présente le pied-bot.

» 5° Ces indications résultent d'une analyse étiologique
» rigoureuse, résultent encore directement d'une expé-
» rience longtemps répétée : j'ai fait, en effet, la section de
» tous les tendons des muscles ci-indiqués, et toujours j'ai
» rémédié par cette opération aux élémens de difformités
» qu'ils avaient concouru à déterminer. »

Pour les personnes qui ne reconnaîtraient pas l'importance des résultats énoncés dans ces quelques lignes, j'a-
jouterai les remarques suivantes :

Avant la publication de mes premières recherches sur
la rétraction musculaire convulsive, tous les hommes qui
s'étaient occupés de l'étiologie du pied-bot congénital l'a-
vaient attribué tour à tour à un arrêt de développement,
à des pressions mécaniques dans l'utérus, à une inégalité
de force des muscles de la jambe et du pied. Ces différentes
doctrines, tantôt seules, tantôt combinées, n'avaient rien
ajouté au traitement mécanique et chirurgical de la difformité : on en était encore aux machines empiriques de Venel
et de Scarpa, et à la section, non moins empirique, du tendon d'Achille; on divisait le tendon d'Achille, parce qu'il
formait résistance au redressement du pied; mais on n'al-

lait pas au-delà de la circonstance actuelle et matérielle du fait. Toutes les variétés, toutes les formes du pied-bot étaient traitées par la section du tendon d'Achille seulement. Cette assertion pourra paraître téméraire à ceux qui auront lu ce qu'on rapporte dans certains ouvrages con-temporains. Ils verront, en effet, que M. tel a coupé le jambier antérieur, que tel autre a coupé le fléchisseur propre du gros orteil, tel autre s'est *proposé* de couper le jambier postérieur ou les péroniers latéraux. Mais une simple re-marque : ou bien on avait fait ces opérations accidentelle-ment, exceptionnellement, sans autre but que de vaincre, dans un cas donné, une résistance, dont on ne comprenait ni la nature, ni la fréquence, ni l'importance, ni les appli-cations ultérieures, ou bien on n'a fait que répéter ma doctrine, sans l'avoir appliquée réellement. En veut-on une preuve? La voici :

J'ai établi que toutes les variétés du pied-bot congénital sont le produit de la rétraction musculaire, siégeant dans tels ou tels muscles de la jambe ou du pied, et j'ai établi comme conséquence thérapeutique de cette doctrine qu'il ne faut plus se borner désormais à diviser le tendon d'Achille, mais ce tendon, plus ceux des autres muscles, dont la rétraction a présidé aux différentes formes, aux différentes variétés du pied-bot. Eh bien! voici ce qu'on trouve dans deux ouvrages publiés récemment sur le trai-tement chirurgical du pied-bot. Dans l'un, on professe qu'il faut traiter toutes les formes du pied-bot par la section du tendon d'Achille, le pied équin immédiatement par cette opération, et les autres formes, varus, valgus, etc., après les avoir ramenées préalablement à cette forme simple, par un traitement mécanique approprié. L'auteur en est donc encore, à l'égard du traitement des formes du pied-bot autres que la forme équin, où on en était à l'égard de cette dernière avant qu'on l'eût traitée par la section du tendon d'Achille; or, ma doctrine est explicitement celle-ci : il faut non seulement couper le tendon d'Achille qui tient le talon élevé, mais couper le jambier antérieur qui tient le pied renversé sur son bord externe; le jambier posté-rieur qui maintient l'avant-pied tourné en-dedans; l'ad-ducteur du gros orteil, qui le maintient courbé suivant son bord interne; les péroniers antérieur et latéraux contre les formes anormales qu'ils entretiennent, quand l'une ou l'au-tre de ces formes accompagne l'élévation du talon, etc., etc. Dans le second ouvrage, on professe la doctrine multiple de l'arrêt de développement, des positions vicieuses du fœtus et de la rétraction musculaire, et on ajoute, dans un coin du livre, que le traitement chirurgical doit comprendre la section des muscles rétractés. Cette proposition ressemble assez bien à la mienne. Mais, par bonheur, le livre dont il s'agit a paru assez longtemps après la première publication de ce mémoire, et la pratique de l'auteur est là pour éclai-rer la date de sa théorie. En effet, l'ouvrage en question men-tionne 76 cas de pied-bot traités par la section du tendon d'Achille. Dans ce nombre, il y avait près d'un tiers de

vari, de *valgi,* etc. Pour être conséquent avec son principe, l'auteur aurait dû couper dans tous les cas de *varus*
les muscles dont la rétraction détermine cette forme, du
pied-bot, c'est-à-dire, le jambier antérieur, le jambier postérieur, l'adducteur et souvent le fléchisseur propre du gros
orteil; cependant, à un très petit nombre d'exceptions près,
et seulement lorsque l'obstacle matériel était par trop évi-
dent, il n'a pas été au-delà de la section du tendon d'Achille,
et dans tous les autres, il a fait comme l'auteur du premier
ouvrage le propose : il a combattu les formes autres que
l'équinisme par les appareils mécaniques, et l'équinisme par
la section du tendon d'Achille. Le précepte, d'ailleurs in-
complet, du second auteur est donc d'une date plus récente
que sa pratique.

De ce qui précède, je crois pouvoir tirer les conclusions
suivantes :

1° J'ai indiqué l'origine et donné la signification de chaque
forme ou variété anatomique du pied-bot et des différens
élémens dont chacune de ces formes se compose, en disant
et en démontrant que toutes les variétés de cette difformité
sont le produit et l'expression de la rétraction musculaire différemment distribuée dans les muscles de la jambe et du
pied.

2° J'ai fondé le traitement chirurgical des variétés du pied-
bot autres que celle du pied équin, et j'ai fait pour ces variétés, en prescrivant la section simultanée ou successive
des muscles rétractés qui les déterminent, ce qu'on avait fait

avant moi pour le pied équin, quand on le traita par la section du tendon d'Achille.

3° Cette théorie m'a conduit à une thérapeutique complète, analytique, raisonnée du pied-bot, comme cette thérapeutique a été la confirmation de ma théorie de cette difformité.

MÉMOIRE

SUR LES VARIÉTÉS ANATOMIQUES

DU PIED-BOT CONGÉNITAL

DANS LEURS RAPPORTS AVEC

LA RÉTRACTION MUSCULAIRE CONVULSIVE.

J'ai cherché à établir dans mon mémoire sur l'étiologie générale des pieds-bots congénitaux que cette difformité est le résultat de la rétraction musculaire convulsive. J'ai posé comme conséquence de ce principe, que les différentes variétés anatomiques du pied-bot sont le résultat et l'expression de la rétraction musculaire, siégeant dans tels ou tels muscles, et par conséquent des manifestations variées de cette seule et même cause. C'est au développement et à la démonstration de cette proposition que sera consacré ce mémoire.

On connaît jusqu'ici dans la science quatre variétés anatomiques du pied-bot congénital : le pied-bot *équin*, le *varus*, le *valgus* et le *talus*. Ces quatre formes primitives sont en outre susceptibles de se combiner entre elles, et de produire par leur combinaison des variétés secondaires ou d'association. Si la doctrine étiologique de la rétraction musculaire est vraie, elle doit rendre compte de la formation, non seulement de chacune de ces variétés du pied-bot, considérées en général, mais encore des divers élémens dont chacune d'elles se compose, et des caractères qui lui sont propres. De plus, elle doit mettre en lumière les autres particularités et accidens de forme qui n'avaient pas été reconnus précédemment, et les faire ressortir comme d'eux-mêmes, d'une étiologie rigoureusement fondée, s'exerçant au-delà du domaine de l'observation empirique. Les formes morbides sont en effet mieux déterminées par la connaissance plus intime des causes, et celles-ci mieux établies par la détermination plus rigoureuse des formes.

§ I. — DU PIED-BOT ÉQUIN.

La forme caractéristique du pied-bot équin consiste dans un certain degré d'extension permanente du pied sur la jambe, sans renversement et sans adduction, ni abduction anormale, le sujet s'appuyant sur la partie extrême de l'avant-pied. L'analyse physiologique des mouvemens du pied, l'examen de cette variété du pied-bot dans ses élémens, dans sa marche, ses différens degrés, ses diverses transformations, dans ses caractères anatomiques propres, montrent également qu'elle est le résultat de la rétraction musculaire. Du reste, je dois dire immédiatement que la même méthode de vérification sera appliquée à toutes les variétés du pied-bot; leur commune origine ressortira de l'analyse physiologique des mouvemens du pied, dont elles ne sont que des formes permanentes ; de l'examen de chacune d'elles dans ses élémens constitutifs, aux différentes phases, aux différens degrés de son développement, et de la considération des caractères immédiats des muscles rétractés.

Que se passe-t-il dans la forme la plus simple du pied-bot équin ? L'extension du pied sur la jambe; c'est-à-dire la forme permanente du mouvement dans lequel les muscles du mollet se contractent, se raccourcissent et élèvent le calcanéum qu'ils rapprochent ainsi de leur point d'inser-

tion supérieure. C'est là évidemment l'expression d'un mouvement physiologique, déterminé par le raccourcissement permanent des muscles
qui produisent temporairement la même forme par leur raccourcissement
ou contraction temporaire. Voilà un premier fait acquis. Mais le pied
équin n'est que rarement simple, c'est-à-dire borné au seul fait de l'extension du pied sur la jambe. Il est presque toujours composé (1), c'est-
à-dire renfermant d'autres élémens qui lui sont communs avec la plupart
des variétés de la même difformité, et dont l'ensemble doit être éclairé
par la même étiologie. Ainsi j'ai signalé, parmi les caractères généraux
du pied-bot, le raccourcissement, l'élargissement, la voussure du pied :
ces caractères ne sont nulle part aussi bien accusés que dans le pied équin
composé, à tel point que dans certains cas ils existent même alors que la
rétraction est à peine prononcée dans les muscles du mollet. J'ai rapporté
des cas de double pied-bot dans lesquels ce premier et principal élément
de l'équinisme manquait d'un côté, quoique le raccourcissement et l'élargissement du pied, la voussure du tarse et le rebroussement ou l'écartement des orteils fussent aussi marqués que sur l'autre pied, qui offrait,
outre la réunion de ces caractères, une très forte élévation du talon. Sui-
vons ces divers élémens du pied équin dans les différentes phases, dans
les différens degrés de son développement.

Au premier degré du pied équin composé, il n'y a d'abord qu'un léger
défaut de longueur des muscles formant le tendon d'Achille. Au repos,
le pied forme encore l'angle droit avec la jambe, et le talon touche le sol.
Mais la flexion du pied sur la jambe ne peut aller au-delà. L'impossibilité
de cette flexion rend la marche gênée, difficile; le sujet ne peut tourner

---

(1) J'ai admis pour chaque variété du pied-bot la même distinction en *simple* et *composé*, suivant que la forme caractéristique de la variété existe seule,
ou suivant qu'elle est associée aux formes multiples qui sont communes à toutes les variétés du pied-bot. J'ai établi un *équin simple* et un *équin composé;*
un *varus simple* et un *varus composé;* un *valgus simple* et un *valgus com-*
posé, etc.

sur le talon sans perdre l'équilibre et tomber en arrière. Déjà, à ce degré, il est impossible de méconnaître la rétraction des muscles jumeaux et soléaire; car ils sont tendus et ne permettent, quelque effort que l'on fasse, aucun mouvement de flexion au-delà de l'angle droit. On ne peut attribuer ce premier degré de la difformité à une position du fœtus dans la matrice, puisque le pied est articulé à angle droit avec la jambe, c'est-à-dire qu'il offre le rapport normal. La tension des muscles du mollet et l'obstacle qu'ils opposent à tout mouvement de flexion du pied sur la jambe accusent donc déjà la véritable cause de la difformité. A ce degré aussi le pied équin est généralement plus court; il est voûté, et, pour peu que le sujet soit avancé en âge, on peut voir à la surface plantaire deux fortes callosités répondant, l'une au talon, l'autre à la partie moyenne de l'avant-pied, résultant toutes deux de la pression habituelle de ces points trop en saillie contre le sol. Or, d'où naissent ces différens élémens? Premièrement, pour l'élévation, ou du moins pour la fixité du talon, d'un certain degré de rétraction des muscles formant le tendon d'Achille; secondement, d'une somme quelconque de rétraction des muscles qui se rendent à l'extrémité du pied par sa face plantaire, tels que les long et court fléchisseurs communs des orteils, le fléchisseur du gros orteil, peut-être encore quelques-uns des muscles accessoires; voilà pour la voussure. Pour le raccourcissement : les muscles dorsaux du pied, les extenseurs communs des orteils, l'extenseur propre du gros orteil. L'axe longitudinal du pied, retenu entre ces deux puissances des muscles dorsaux et plantaires, dont il est la résultante, ne peut s'allonger; de là la voussure et le raccourcissement. L'examen attentif du pied sur le vivant et les dissections établissent matériellement ce fait. Sur le vivant, on observe, dans le plus grand nombre des cas, que les orteils sont tout à la fois étendus et fléchis sur le métatarse; élevés d'abord sur les métatarsiens, puis fléchis de manière à ce que leurs extrémités libres dépassent à peine le métatarse qui rebondit en avant et se trouve presque dans le même plan vertical que ces dernières. Je possède des exemples dans lesquels le métarse dépassait même l'extrémité libre des orteils. La cause de cette disposition est mieux appréciée encore quand on cherche à allonger les orteils : on voit aussitôt les tendons des extenseurs saillir sous la peau. Cette disposition ne peut être attribuée à l'exercice de la marche sur l'extrémité du pied; car on l'observe sur des fœtus et sur des sujets qui peuvent encore maintenir le pied à angle droit sur la jambe, et par conséquent appliquer sa face plantaire contre le sol. Il arrive, d'ailleurs, comme je l'ai déjà dit, que la rétraction ne s'étend pas uniformément à tous les muscles; que les uns sont plus rétractés, les autres moins : que d'autres de la même catégorie ne le sont pas du tout; cette variété dans les degrés et dans les résultats de l'action de la cause n'en fait que mieux ressortir le caractère essentiel. Il faut le dire encore, par cela même que la rétraction peut occuper inégalement, simultanément ou séparément tous les muscles du pied, il s'ensuit qu'il y aura autant de modifications, sinon de variétés de la difformité qu'il y aura de combinaisons dans les applications de sa cause. En me bornant à faire l'histoire des variétés admises du pied-bot, je ne renonce pas à signaler les divers accidens de forme qui composent l'entourage du caractère principal de la variété. Ainsi, sous ce rapport, il y a, comme je l'ai déjà dit, des pieds-bots équins avec rétraction des muscles du mollet seulement, d'autres avec rétraction des fléchisseurs et des extenseurs; d'autres encore avec rétraction de tous les muscles du pied; mais à des degrés tels que la forme dominante et caractéristique de l'équinisme, l'élévation du talon, continue à être le fait le plus apparent de la difformité, au milieu des différentes combinaisons de relief et de dépressions accessoires répondant aux différens muscles et tendons envahis par la rétraction musculaire.

A mesure que cette variété du pied-bot se développe, les mêmes élémens suivent parallèlement la même marche. D'un côté, c'est le raccourcissement des muscles du mollet, qui augmente incessamment sous l'influence de l'arrêt de développement consécutif, et élève de plus en plus le talon; de l'autre, ce sont les muscles extenseurs et fléchisseurs des orteils qui retiennent de plus en plus les orteils et augmentent l'excavation de la face plantaire, au point quelquefois de replier le pied sur lui-même en attirant l'avant-pied sous le talon. C'est ce qui arrive au degré extrême du pied équin. Quelques personnes ont voulu faire de ce degré une nouvelle variété du pied-bot, parce qu'elles ne connaissaient pas la liaison qui existe entre ces deux phases du même fait pathologique; et parce qu'elles ignoraient que l'arrêt de développement consécutif des muscles rétractés ajoute incessamment ses résultats aux premiers effets de la rétraction immédiate. Le retrait de l'avant-pied sous le talon, le sujet marchant sur la face dorsale du tarse, est le produit de ces deux élémens successifs de la même cause, et de l'exagération de leur action sur les extenseurs du pied et les fléchisseurs des orteils. C'est, en un mot, le degré extrême du raccourcissement des muscles, qui, à un degré d'action moindre, déterminent la voussure du pied; et le retrait de l'avant-pied l'exagération de cette voussure, c'est-à-dire d'un caractère primitif du pied équin. Cette succession de degrés de la même variété est constante : les sujets qui m'ont offert des pieds-bots postérieurs avaient d'abord présenté le pied équin ordinaire, et j'ai pu suivre dans certains cas le passage imminent du pied équin extrême au pied-bot postérieur. Cette transformation ne peut d'ailleurs être mise sur le compte de la marche et du poids du corps, quoique à vrai dire son développement, dans certains cas, puisse être hâté par ces influences; la cause efficace, suffisante du pied-bot postérieur est la rétraction des muscles longs et courts fléchisseurs des orteils : j'ai pu en acquérir la preuve directe en l'observant d'emblée sur un nouveau-né.

Le raccourcissement et l'élargissement du pied n'augmentent pas toujours dans la même proportion. Ces caractères résultent en effet d'un travail moins sensible, moins extérieur, moins actif, quoiqu'il soit évidemment lié aux mêmes influences. Disons encore que les muscles dont la rétraction entrave le développement du pied en longueur sont eux-mêmes susceptibles d'éprouver toutes les nuances, tous les modes, tous les degrés de la rétraction, depuis le simple raccourcissement immédiat, sans arrêt de développement ni paralysie manifestes, jusqu'au raccourcissement extrême, avec arrêt de développement ou paralysie proportionnels. Est-il nécessaire de montrer comment l'élargissement du pied est une conséquence naturelle de son raccourcissement et de sa voussure? Les parties qui sont gênées dans leur développement longitudinal et comme bridées par les obstacles musculaires donnent au diamètre transversal les élémens qui n'ont pu s'ajouter au longitudinal. C'est là un fait de balancement soumis à une loi qui régit des faits bien plus importans, bien plus généraux, et dont il est à peine nécessaire de rappeler l'existence.

L'inspection des muscles de la jambe et du pied aux différens degrés du pied équin ajoute de nouveaux élémens à la détermination qui précède. Dès le premier degré, le mollet est plus petit, plus court, placé plus haut que dans l'état normal. Ces particularités sont surtout sensibles lorsque le sujet n'est atteint de pied-bot que d'un seul côté. A cette même époque, on sent déjà les bords des muscles jumeaux et soléaire, tendus comme des arêtes dures, résistantes, qui révèlent le passage du muscle à l'état fibreux. Ces caractères sont bien plus manifestes à mesure qu'on les observe à des degrés plus avancés de la difformité, où le talon ne touche plus le sol, jusqu'au moment où le pied est entièrement confondu dans l'axe de la jambe. Alors il devient impossible de ramener le pied à angle droit sur la jambe; le mollet se montre de plus en plus réduit, aplati, de plus en plus dur, de plus en plus élevé, quand tout relief charnu n'a pas entièrement disparu. La dureté fibreuse de ses bords et même de sa totalité dans certains cas dénote l'existence de la transformation fibreuse presque complète, liée, comme je l'ai établi, à une tension ancienne et continue. Ce fait de la déformation, du raccourcissement, de la transformation fibreuse du mollet, sur lequel j'avais déjà insisté dans mon précédent mémoire, est trop significatif pour avoir besoin de commentaires. Il suffit de faire remarquer que dans la rétraction c'est la partie charnue qui se raccourcit, tandis que la portion tendineuse ne participe qu'au raccourcissement consécutif de l'arrêt de développement; or, la rétraction du mollet, son exhaussement, sa courtesse, sa dureté, ne sont-ils pas à toutes les époques et à tous les degrés du pied-bot des témoignages permanens de la rétraction musculaire primitive? Cette induction, qui ressort si évidemment de la simple inspection des formes extérieures sur le vivant, est bien plus légitimée encore par l'état des tissus après la mort. Je rapporterai dans un autre travail un grand nombre d'observations anatomiques faites sur des monstres, des fœtus et des adultes, portant des pieds-bots à différens degrés ; il résulte de ces observations que toujours, dans le fœtus, même âgé de quatre à cinq mois seulement, les muscles qui sont le siége de rétractions prononcées offrent plus ou moins les caractères de la transformation fibreuse, J'ai parlé spécialement des muscles du mollet parce qu'eux seuls sont bien appréciables sur le vivant, et parce qu'ils sont les plus exposés aux tractions fortes résultant du poids du corps sur le pied, et par conséquent plus soumis aux conditions de la transformation fibreuse. Toutefois j'ai vu, dans les cas extrêmes, cette transformation manifestée dans la généralité des muscles qui prennent part aux différens élémens du pied équin.

En présence de cette analyse de chaque élément, de chaque phase, de chaque degré du pied équin, est-il possible de méconnaître les résultats de la rétraction et de l'arrêt de développement consécutif des muscles ? Continuons la même application aux autres variétés du pied-bot.

§ II.—DU PIED-BOT VARUS.

Le caractère essentiel du pied-bot varus est le renversement du pied sur sa face externe. Ajoutons immédiatement que cette variété n'est presque jamais simple, et qu'elle s'allie, dans la grande majorité des cas, à un certain degré d'équinisme. De cette alliance résultent deux sous-variétés: l'*équin varus* et le *varus équin,* suivant que la forme équin ou varus prédomine.

J'ai donc à examiner trois formes principales du pied-bot varus: le *varus* proprement dit, l'*équin varus* et le *varus équin.*

A. Varus simple. Le varus proprement dit est rare : sur plus de 400 pieds-bots, je ne l'ai observé que sept fois; il consiste dans le renversement du pied sur sa face externe, la face plantaire devenant plus ou moins verticale et regardant plus ou moins en dedans. Cette forme simple est évidemment encore la représentation permanente d'un mouvement normal du pied, et le résultat de la rétraction des muscles qui exécutent ce mouvement à l'état physiologique. Ces muscles sont en premier lieu le jambier antérieur et le jambier postérieur; secondairement, les muscles jumeaux et fléchisseurs des orteils. On peut s'assurer de la justesse de ces indications, en appliquant le doigt sur le trajet des muscles jambiers antérieur et postérieur, et sur le tendon d'Achille, pendant qu'ils effectuent le renversement du pied sur sa face externe. Cette observation pourrait suffire à la rigueur, mais le point de physiologie qui lui sert de base et qui doit fournir de nombreuses applications aux différentes variétés du varus n'ayant pas été suffisamment éclairé jusqu'ici, je crois devoir m'y arrêter un instant.

Je dis que le renversement du pied sur sa face externe résulte de la contraction du jambier antérieur, du jambier postérieur, des muscles du mollet et des fléchisseurs des orteils. Ce fait est établi à la fois par les dispositions et la direction des surfaces articulaires, par l'insertion des muscles et le sens de leur action pendant le mouvement dont il s'agit.

Relativement aux surfaces articulaires, il convient de noter séparément les rapports de l'avant-pied avec l'astragale, au moyen du scaphoïde, avec le calcanéum, au moyen du cuboïde, et ceux du pied postérieur ou du calcanéum avec l'astragale.

Scarpa a démontré, d'après Wentzel (1), que dans le renversement du

---

(1) La plupart des auteurs ont attribué cette observation à Scarpa, bien qu'il rapporte lui-même le passage de Wentzel, où il en est question pour la

pied sur sa face externe produit par le pied-bot, l'astragale ne participe point à l'inclinaison du pied, et reste complètement dans sa position normale, par rapport aux malléoles. La réalité de ce fait, dans un grand nombre de cas, méconnu jusque-là, a fait tomber cet illustre anatomiste et tous ceux qui ont décrit le pied-bot d'après lui dans une autre erreur. Ainsi, il n'est pas exact de dire que l'astragale n'éprouve aucun déplacement : indépendamment du renversement véritable qu'il éprouve quelquefois, contrairement à ce qu'ont dit Scarpa et tous ceux qui l'ont copié, l'astragale subit encore un autre déplacement fort remarquable, et qui consiste dans un mouvement de rotation sur son axe vertical, en vertu duquel sa face interne tend à regarder en avant, et sa face externe en arrière. Comme il est maintenu enclavé entre les deux malléoles, il les entraîne avec lui et leur fait subir le même déplacement, en sorte que la malléole interne tend à devenir antérieure, et l'externe postérieure. Scarpa avait entrevu ce déplacement des malléoles, mais il l'avait noté comme une apparence résultant seulement de la flexion de l'avant-pied en dedans. Or, ce déplacement est bien une réalité dont l'existence sera facilement établie, et ce qui l'a fait méconnaître, c'est qu'en même temps que l'astragale obéit au mouvement de rotation dont il s'agit, le scaphoïde en éprouve un autre en sens inverse. Quoi qu'il en soit, je ne veux noter pour le moment que les rapports et les directions des surfaces articulaires employées au renversement de l'avant-pied avec la circonstance de la rotation de l'astragale dont je viens de parler.

On sait que la face postérieure du scaphoïde est excavée circulairement pour recevoir la tête de l'astragale : ces deux os peuvent donc se mouvoir l'un sur l'autre avec une grande facilité. Mais l'avant-pied est encore uni au calcanéum au moyen du cuboïde, et les surfaces articulaires cu-

---

première fois. Scarpa n'a fait que la confirmer et la développer. (Mémoires de physiologie et de chirurgie pratiques; traduction de Léveillé. In-8°, p. 122.)

boïdo-calcanéennes n'offrent plus les conditions d'une tête reçue dans une cavité, mais de deux surfaces presque planes présentant dans toute leur étendue et dedans en dehors une saillie et une dépression alternatives correspondantes, de manière à permettre des mouvemens de glissement de haut en bas et un peu obliquement de dehors en dedans; c'est-à-dire suivant la circonférence du cercle décrit par la rotation du scaphoïde sur la tête de l'astragale. On peut s'assurer de l'exactitude de cette observation par la facilité avec laquelle les mouvemens de l'avant-pied sont produits dans cette direction sur le cadavre.

Pour ce qui est des surfaces articulaires à l'aide desquelles l'astragale et le calcanéum se meuvent l'un sur l'autre, elles offrent des conditions d'autant plus importantes à noter qu'elles paraissent avoir été peu remarquées jusqu'ici.

Et d'abord les surfaces articulaires du calcanéum ne sont ni antérieures ni postérieures, ni internes ni externes l'une par rapport à l'autre, comme on l'a dit, mais dans une direction intermédiaire, obliques d'arrière en avant et de dehors en dedans. La facette postéro-externe offre une surface convexe de dehors en dedans et d'avant en arrière, et la facette antéro-interne une surface concave dans la même direction. Ces deux facettes sont séparées, comme on sait, par une large rainure donnant attache aux faisceaux ligamenteux et aux capsules articulaires. Les facettes correspondantes de l'astragale sont alternativement concaves et convexes dans la même direction. Les mouvemens que peuvent exécuter ces facettes l'une sur l'autre ne sont donc pas et ne peuvent donc pas être des mouvemens de glissement d'avant en arrière ou latéralement, comme l'ont répété plusieurs anatomistes, d'après Camper. Les mouvemens de l'astragale sur le calcanéum et réciproquement du calcanéum sur l'astragale, sont des mouvemens merveilleusement complexes et qui s'effectuent dans les directions obliques que commandent celles de leurs surfaces. Le mouvement le plus étendu est celui dans lequel la portion externe et postérieure de l'astragale glisse d'avant en arrière et de dehors en dedans sur la surface correspondante du calcanéum, en même temps que la portion antérieure et interne de l'astragale glisse de dedans en dehors et d'avant en arrière sur la surface antéro-interne du calcanéum et réciproquement. Le centre commun de ces deux mouvemens simultanés est à peu près dans l'axe de la jambe ; et par conséquent son résultat, un certain degré de rotation de l'astragale sur son axe vertical qui porte sa tête un peu en dehors et détermine le mouvement subordonné des deux malléoles. Un résultat analogue, mais qu'il ne faut pas confondre avec celui-ci, peut être produit encore, quand l'astragale et le calcanéum fixés l'un sur l'autre sont entraînés dans un commun mouvement par la déviation en dedans de la grosse tubérosité du calcanéum sous l'influence de la rétraction de certains muscles qui fléchissent directement le pied suivant son bord interne. Dans ce cas l'astragale a encore subi un léger mouvement de rotation de dedans en dehors, mais seulement par suite du déplacement simultané du calcanéum. La tête de l'astragale fait comme dans le cas de rotation essentielle une légère saillie au côté externe du pied. Scarpa n'avait donc pas reconnu ces deux espèces de rotation de l'astragale, l'une essentielle, l'autre subordonnée à la rotation primitive du calcanéum, parce qu'il ne soupçonnait pas la diversité des causes qui provoquent ces déplacemens, ce qui lui a fait penser que la saillie externe de la tête de l'astragale était toujours l'effet de son décoiffement par suite du glissement en dedans du scaphoïde (1). En preuve de la réalité des faits que j'oppose à une autorité aussi grande que celle de Scarpa, et sans préjudice des autres faits qui se reproduiront d'eux-mêmes dans le cours de ce mémoire, je citerai les altérations matérielles qu'on observe dans les surfaces articulaires de l'astragale et du calcanéum des sujets atteints de-

---

(1) « Cette proéminence, dit Scarpa, ne dépend point d'une mauvaise position de la surface articulaire de l'astragale, mais de la torsion vicieuse de l'os naviculaire qui laisse à découvert l'articulation de l'astragale. » (Ouv. cité, p. 122.)

puis longtemps de pieds-bots varus ou varus équin. La portion postérieure du bord interne de l'astragale a tellement été poussée contre la
petite apophyse du calcanéum que cette dernière est déformée, déprimée
et repoussée en avant, et quelquefois presque complètement effacée.
De son côté, la partie postérieure de l'astragale, ayant été longtemps
appliquée et comme écrasée sur l'arête formée par le rebord saillant qui
aboutit à la petite apophyse du calcanéum, est amincie et quelquefois à
moitié détachée du reste de l'os. Je possède des pièces où cette altération
est très prononcée.

En outre de ce mouvement de rotation de l'astragale, et de la rotation simultanée de l'astragale et du calcanéum, accompagnant le renversement
du pied sur sa face externe, les surfaces correspondantes de l'astragale
et du calcanéum permettent encore à ce dernier un certain degré de rotation sur son axe longitudinal, par suite de son glissement oblique d'avant
en arrière et de dehors en dedans sur les facettes inférieures de l'astragale. La détermination de ces mouvemens, déduite seulement des dispositions et des rapports des surfaces articulaires, est bien mieux établie à
mesure qu'on l'éclaire des résultats fournis par l'examen des insertions,
de la direction et du mode d'action des puissances musculaires.

Le jambier antérieur part de l'extrémité supérieure et externe du tibia,
croise la jambe et se rend à la face inférieure du premier cunéiforme. En
vertu de cette direction, il agit de deux manières : il fait tourner sur la
tête de l'astragale le scaphoïde au-devant duquel il est fixé : de plus, en ti-
rant obliquement d'avant en arrière et de dedans en dehors, il agit sur
l'extrémité antérieure de l'astragale suivant une force oblique dont la com-
posante perpendiculaire a pour effet de pousser la tête de l'astragale de
dedans en dehors, c'est-à-dire de provoquer sa rotation sur son axe
vertical.

Le jambier postérieur dont l'une des insertions inférieures se fait à la
tubérosité du scaphoïde, et l'autre aux cunéiformes, concourt encore à ce
double mouvement, soit directement, en attirant la tubérosité du scaphoïde

en haut et en dedans; soit indirectement, en favorisant l'action du jambier antérieur pour produire la déviation de la tête de l'astragale, soit enfin en déterminant l'adduction de l'avant-pied, ce qui augmente l'intensité d'action du jambier antérieur par un plus grand écartement de ses points d'insertion.

De son côté, le calcanéum, entraîné à décrire avec l'astragale un léger mouvement de rotation sur son axe vertical, tend aussi à s'incliner en vertu des dispositions des facettes articulaires astragalo-calcanéennes et de sa subordination aux mouvemens de l'avant-pied par l'intermédiaire du cuboïde. Il en résulte que l'axe longitudinal des muscles du mollet, cessant d'être parallèle à celui de la jambe et décrivant avec ce dernier un angle aigu, est placé dès-lors dans une direction favorable à un renversement plus complet de tout le pied. C'est ainsi que le sens de l'action des muscles du mollet, modifié par le premier degré de renversement du pied, augmente et complète ce renversement.

Ajoutons que les fléchisseurs communs des orteils et propres du gros orteil deviennent eux-mêmes, sous l'influence de ce déplacement, des agens secondaires du renversement du pied, soit en agissant comme adducteurs, soit en agissant comme rotateurs en dehors. Eh bien! dans la formation du pied-bot varus, la même chose se passe, mais d'une manière permanente et souvent à des degrés plus prononcés.

On peut d'abord s'assurer qu'il en est ainsi en déprimant les muscles dont il s'agit pendant qu'on cherche à ramener le pied à sa forme normale. Les tendons des jambiers antérieur et postérieur sont durs, tendus, résistans et s'opposent directement au redressement du pied. La tension du tendon d'Achille est peu prononcée dans le varus simple : elle peut même n'être que le résultat de la rétraction passive des jumeaux dont les points d'insertion ont été maintenus rapprochés; mais cette tension augmente à mesure qu'on touche de plus près aux formes varus équin ou équin varus. Pour ce qui est du jambier antérieur, son retrait est généralement assez facile à apprécier par le relief de son tendon sous la peau.

Toutefois quand on fait des efforts de redressement pour rendre ce relief plus sensible, il arrive que le tendon s'applique immédiatement sur les parties sous-jacentes, principalement chez les jeunes sujets, et ne peut plus être distingué de ces parties. Dans ces cas, la difformité est ordinairement plus prononcée, mais les mouvemens spontanés de l'enfant l'augmentent temporairement sous l'influence de la contraction des muscles déja rétractés. Alors on peut suivre, avec l'accroissement de la saillie du tendon du jambier antérieur sous la peau, l'accroissement proportionnel du renversement du pied.

Mais ce renversement du pied sur sa face externe n'est qu'un des élémens du varus même dans son état de simplicité la plus complète; il offre presque toujours deux autres élémens de déformation, savoir, l'adduction permanente, et la courbure du pied suivant son bord interne. De ces deux élémens, le premier est le résultat de la rétraction du jambier postérieur, à l'action duquel il faut ajouter secondairement celle des muscles fléchisseurs des orteils, devenus adducteurs par la déviation de l'avantpied en dedans. La courbure du pied suivant son bord interne, au degré que l'on rencontre dans le varus simple, dépend d'abord du glissement du scaphoïde sur la tête de l'astragale, et de la rotation de ce dernier sur son axe vertical, rotation qui, comme je l'ai dit, fait dévier son extrémité antérieure en dehors; de là, courbure suivant le bord interne du pied. Mais à cette courbure concourt encore très puissamment, surtout quand elle est prononcée, la rétraction de l'adducteur et des fléchisseurs du gros orteil. On peut répéter à l'égard de ces muscles et des élémens de déformation qu'ils produisent, l'analyse physiologique et pathologique appliquée à l'élément du renversement dans le varus.

L'expérience directe m'a montré que l'adduction physiologique est principalement le résultat de l'action du jambier postérieur; pendant ce mouvement, on peut sentir à travers la peau, et l'on voit même derrière la malléole interne le tendon du jambier postérieur en relief, dur, tendu, résistant, comme on sent, dans les efforts de redressement du varus, que c'est bien au raccourcissement de ce même muscle en particulier qu'est due la déviation en dedans de l'avant-pied. La même inspection à l'égard des muscles fléchisseur et adducteur du gros orteil donne un résultat analogue : leurs tendons font saillie sous la peau et accusent bien par le rapport rigoureux qui existe entre la direction de leur action et le sens de l'élément de déformation auquel ils président, c'est-à-dire la courbure du pied suivant son bord interne, ils accusent bien, dis-je, l'influence qu'ils exercent sur le développement de cet élément du varus.

Avant d'aller plus loin, j'éprouve le besoin de préciser la valeur du fait du raccourcissement des muscles dans la direction des déformations du squelette. J'ai souvent invoqué dans ce mémoire et j'aurai encore l'occasion d'invoquer plus tard la tension des muscles et le relief de leurs tendons sous la peau, comme preuve, après beaucoup d'autres, de leur rétraction primitive. Depuis que j'ai établi que le rapprochement longtemps continué des insertions opposées des muscles donne lieu à un retrait ou raccourcissement passif de leurs fibres, proportionnel à la somme de la réduction de leur trajet (1), j'ai fourni moi-même un nouvel argument à ceux qui soutiennent encore la doctrine du raccourcissement secondaire des muscles dans le pied-bot. Mais en y regardant de près, on voit que cet argument n'est que spécieux. Et d'abord sans avoir besoin de rappeler les preuves directes que j'ai fournies dans mon précédent mémoire, pour établir le fait de la rétraction musculaire primitive, il me suffira de faire observer que si le raccourcissement des muscles était venu après la déformation du squelette, il serait impossible de comprendre pourquoi les muscles passivement raccourcis, qui devraient être relâchés, sont au contraire tendus et saillans sous la peau. Ils n'auraient dû l'être tout au plus que comme leurs antagonistes, surtout chez les enfans qui n'ont pas marché. Or, le contraire a toujours lieu, c'est-à-dire qu'indépendamment du raccourcissement, il y a tension, il y a saillie prononcée

---

(1) Rapport sur le concours pour le grand prix de chirurgie, p. 10.

sous la peau, il y a dureté et résistance des tendons, tandis que du côté opposé où les muscles auraient dû être plus tendus, plus résistans à cause de l'éloignement de leurs points d'insertion, ils sont en général comme à l'état normal. Ce fait est surtout sensible dans le torticolis ancien : j'ai montré en effet que très souvent le sterno-mastoïdien (portion sternale des auteurs) est seul primitivement rétracté, alors que le cléïdo-mastoïdien (portion claviculaire) ne l'est que secondairement ou passivement. Dans ce double spécimen des deux espèces de retrait, la saillie et la dureté de l'un des muscles, et la dépression et la mollesse de l'autre, expriment bien la nature et l'origine différente de leur raccourcissement.

B. ÉQUIN VARUS. — L'équin varus est la sous-variété du pied-bot dans laquelle le talon est élevé et la portion la plus antérieure de l'avant-pied plus ou moins renversée, mais dans une proportion moindre que l'élévation du talon.

Au premier degré de l'équin varus, le talon est élevé, la plante du pied formant avec le sol un angle de 45 à 50 degrés. Le pied n'est point encore renversé sur sa face externe. L'adduction de l'avant-pied accompagne seule l'élévation du talon. Le sujet s'appuie sur la partie antérieure de la face plantaire, du métatarse et des orteils, mais sur sa moitié externe principalement. La dépression de ces parties va en diminuant, du petit orteil au gros, et ce dernier ne touche pas le sol, ou ne le touche que par quelques points de sa surface externe. Une ligne verticale, passant par la jambe et l'articulation tibio-tarsienne, tombe au niveau du petit orteil, en sorte que la direction de la pesanteur représentée par cette ligne agit sous un angle favorable à l'accroissement de l'adduction de l'avant-pied, et, par conséquent, favorable à son renversement sur sa face externe. Quelquefois l'un des orteils, surtout le gros, est fléchi, mais exceptionnellement. Cette particularité n'est bien appréciable que chez les enfans qui n'ont pas encore marché. Voilà les formes les plus simples du premier degré de l'équin varus. Ces formes paraissent être exclusivement déterminées par la rétraction des muscles du mollet et du jambier postérieur, auxquels il faut ajouter , pour certains cas, l'action exceptionnelle de l'un des fléchisseurs.

Au second degré de l'équin varus, les formes du degré précédent se développent davantage et se compliquent des suivantes. A l'élévation du talon et à l'adduction de l'avant-pied s'ajoute l'excavation de la face plantaire et du bord interne du pied. Chez les jeunes sujets qui n'ont pas marché, cette face est traversée par un ou deux sillons, le premier coupant transversalement la plante du pied au niveau de l'articulation de la première avec la seconde rangée des os du tarse ; le second, en forme d'arc, se dirige obliquement du bord interne du pied à la base du second orteil et précise ainsi le siége de la rétraction des fléchisseurs communs des orteils, existant simultanément avec celle du fléchisseur propre du gros orteil, mais séparée, mais distincte de cette dernière. Sur le sujet qui a marché, les orteils, à l'exception du gros, sont subluxés en avant sur les métatarsiens ; le gros orteil est ordinairement porté un peu en avant, mais surtout incliné en dedans ; quelquefois cependant il participe à la subluxation des autres orteils, quoiqu'il soit, dans tous les cas, moins déprimé contre le sol que les autres orteils, à cause de l'adduction de l'avant-pied. Dans ces différens cas, l'excavation de la voûte plantaire et du bord interne du pied est traversée obliquement par un relief charnu partant du talon et se rendant à la base du gros orteil, mais seulement chez les sujets qui ont marché. Quelquefois, au même degré, les trois ou quatre derniers orteils sont repliés sous la voûte plantaire et le sujet commence à marcher sur le quart ou le cinquième antérieur de la face externe du pied. Toutefois il est des cas où le contraire a lieu , c'est-à-dire que le sujet marche sur le quart ou le cinquième antérieur de la portion externe du pied, mais sur la face plantaire des derniers métatarsiens et des derniers orteils : dans ce cas, les orteils correspondans sont complètement subluxés en avant sur les têtes des métatarsiens. Dans tous les cas, les formes caractéristiques de ce second degré de l'équin varus sont la participation de la rétraction des fléchisseurs et des extenseurs des orteils à celle des muscles du mollet et du jambier postérieur. L'excavation de la face plantaire et du bord interne du pied chez les sujets qui ont marché, et les sillons qui traversent cette face chez les jeunes enfans, ne peuvent avoir d'autre origine. Ajoutons que, même chez les très jeunes sujets, l'excavation plantaire peut remplacer les sillons : c'est qu'alors la rétraction occupe en même temps tous les extenseurs et les fléchisseurs. Quant au relief charnu qui traverse obliquement la face plantaire du talon au gros orteil, il est tantôt le résultat de la rétraction de l'adducteur et du fléchisseur propre du gros orteil, tantôt de la rétraction simultanée de l'aponévrose plantaire, qui se ramasse en ce point en un faisceau et se confond avec les muscles précédemment indiqués.

Au troisième degré, les mêmes formes ont acquis leur *summum* de développement. Chez l'enfant qui n'a point marché, la partie externe et antérieure de l'avant-pied est fortement attirée sous la face plantaire ; les orteils sont ordinairement très fléchis ou fléchis et étendus à la fois, très écartés, inégalement disposés, comme dans le troisième degré du varus équin. Ce qui distingue, en effet, ces deux mêmes degrés des deux sous-variétés différentes, c'est que dans l'équin varus le talon continue à être très élevé et jamais rapproché du gros orteil, le sujet ne s'appuyant que secondairement sur la face externe du pied, au niveau des articulations des deux rangées tarsiennes, tandis que dans le varus équin l'élévation du talon est médiocre, son rapprochement du gros orteil extrême, et le renversement du pied sur sa face externe et même dorsale constant. Mais, au même degré de l'une et de l'autre sous-variété, l'excavation de la face plantaire est extrême : les orteils sont à la fois étendus et fléchis ; l'avant-pied a été ramené sous le pied postérieur, et la jambe forme en avant au point de sa réunion avec le pied une saillie extrême régulièrement circulaire, résultant de la subluxation de l'astragale en avant, par suite du contact immédiat opéré entre le bord postérieur de la surface articulaire du tibia et de la face supérieure du calcanéum. Le troisième degré de l'équin varus ne diffère, en effet, du troisième degré de l'équin que par l'addition de l'adduction extrême de l'avant-pied. Dans ce cas, la rétraction du jambier postérieur continue à être portée à son plus haut degré et balance, avec l'action des fléchisseurs et des extenseurs du pied, devenus adducteurs par le changement de direction de leurs insertions inférieures, balance, dis-je la rétraction des muscles du mollet. Il est inutile de répéter qu'avec ces deux chefs d'action, qui décident des principales formes de cette sous-variété du pied-bot, concourent, ou peuvent concourir, d'une manière plus ou moins variable, les influences accessoires des petits muscles des régions plantaire et dorsale du pied. Quand la rétraction est générale et portée à son plus haut point, mais à des degrés différens, dans tous les muscles de la jambe et du pied, les formes caractéristiques de chaque variété du pied-bot s'accompagnent presque toujours d'une foule d'autres élémens de déformation accessoire. Il ne faut pas perdre de vue cette circonstance, parce qu'elle donne à chaque pas la clé des combinaisons secondaires, espèces de permutations qui se multiplient à l'infini, autour des expressions plus fixes, plus décisives et plus marquées de la rétraction musculaire, occupant les muscles les plus forts et les plus importans de la jambe et du pied.

C. VARUS ÉQUIN. J'ai appelé varus équin la combinaison des deux variétés varus et équin, dans des proportions telles que la forme varus prédomine sur la forme équin. Dans cette variété du pied-bot dont il importe de faire trois degrés, et au premier degré de cette variété, il y a quatre élémens principaux à considérer : 1° le renversement du pied sur sa face externe; 2° l'élévation du talon; 3° l'adduction de l'avant-pied; 4° la courbure du pied suivant son bord interne. On va voir avec quelle facilité la rétraction musculaire rend compte de chacun de ces élémens à leurs différens degrés par l'indication seule des muscles qu'elle met en jeu.

L'analyse à laquelle je me suis livré précédemment pour les variétés primitives équin et varus me dispense d'entrer dans beaucoup de développemens. Il suffit de faire remarquer que les muscles dont la rétraction effectue chacune de ces formes simples associent leur action dans le varus équin, dans des proportions à peu près égales. Je noterai, suivant l'importance de leur action, les jambiers antérieur et postérieur, les muscles jumeaux et soléaire, les fléchisseurs propres et communs des orteils, l'adducteur du gros orteil, le long péronier latéral, et quelquefois les extenseurs communs des orteils et propre du gros orteil.

Au premier degré du varus équin, la face plantaire du pied forme avec l'horizon un angle de 45° environ, et le pied repose sur le sol au niveau et suivant la longueur du cinquième métatarsien. Le talon en est détaché de quelques lignes seulement, mais la face interne du calcanéum tend à regarder en haut et en avant. A ce degré où les formes sont rigoureusement encore celles que le pied peut affecter pendant les mouvemens physiologiques correspondans, il est impossible de ne pas constater deux résultats évidens, à savoir : que les rapports des articulations répètent bien ceux des mouvemens physiologiques analogues, et que les muscles rétractés sont bien ceux qui sont affectés à ces mouvemens. Ainsi l'avant-pied a décrit un léger mouvement de rotation sur l'astragale; le tiers antérieur de la poulie astragalienne a abandonné d'autant la surface de la mortaise tibio-péronière, et le bord postérieur de cette dernière s'est rapproché d'une quantité correspondante des faces supérieure et interne du calcanéum. Avec les notions précédemment exposées, il est à peine nécessaire d'indiquer les agens de ces dispositions. Le jambier antérieur a commencé le renversement du pied; le jambier postérieur a concouru indirectement à ce renversement, en même temps qu'il a effectué presque à lui seul l'adduction de l'avant-pied; les muscles du mollet ont élevé le talon, et par suite des déplacemens primitifs effectués par ces muscles, chacun d'eux a produit seul ou avec d'autres une action secondaire dont le résultat s'est ajouté à chaque élément de déplacement primitif. Ainsi les muscles jumeaux ont aidé au renversement du pied par l'inclinaison imprimée primitivement au calcanéum par les jambiers : les extenseurs et les fléchisseurs des orteils, s'ils ont été quelque peu rétractés, ou si le sujet s'est servi longtemps de son pied, ont agi comme des adducteurs, sous l'influence du déplacement en dedans produit par le jambier postérieur.

La courbure du pied suivant son bord interne est effectuée, comme je l'ai déjà dit, par l'action des jambiers qui produisent indirectement la déviation en dehors de la tête de l'astragale et par l'adducteur et l'extenseur propre du gros orteil. Les extenseurs et fléchisseurs communs des orteils y concourent aussi secondairement par une action de totalité dirigée dans le même sens. Il en résulte souvent que le bord externe du pied décrit une courbe concentrique à celle de son bord interne, ce qui n'aurait pas lieu si les seuls muscles adducteur et fléchisseur propre du gros orteil exerçaient leur action.

Faisons remarquer à cette occasion que la flexion du pied suivant son bord interne entraîne de toute nécessité la déviation de la tête de l'astragale en dehors, ou la rotation de l'os sur son axe vertical. Par cet artifice le centre du mouvement de flexion est transporté vers l'articulation calcanéo-cuboïdienne ; dans le cas contraire, c'est-à-dire dans le cas où le centre du mouvement de flexion correspondrait à l'articulation astragalo-scaphoïdienne, comme on l'a dit, la flexion ne pourrait avoir lieu sans opérer une diastase considérable entre le calcanéum et le cuboïde, diastase proportionnelle à l'arc de cercle décrit par le rayon partant de l'articulation astragalo-scaphoïdienne considérée comme centre. On voit, du reste, et sans multiplier les détails, qu'à chaque forme, à chaque degré interviennent les mêmes principes, si ce n'est les mêmes agens différemment distribués.

On pourrait croire qu'il suffirait d'énoncer pour les degrés suivans du varus équin la même formule analytique, en ajoutant à chacun des termes dont elle se compose un nouveau degré d'action correspondant au développement des formes que chacun de ces termes se subordonne. Il n'en est pas tout-à-fait ainsi : au second et troisième degré du varus équin interviennent quelques agens nouveaux et quelques combinaisons nouvelles dans les formes anatomiques du pied dont il importe de déterminer le mécanisme.

Au second degré du varus équin, la surface plantaire forme un angle droit avec le sol, et le sujet s'appuie complètement sur la face externe du pied. Voilà la limite du degré. Chacun des élémens du pied-bot s'est accru à peu près dans la même proportion : la rotation de l'avant-pied, l'éléva-tion du talon, l'adduction du pied, la courbure de son bord interne sont plus manisfestes. Mais à ces élémens de déformation sont venus s'ajouter les suivans : les deux malléoles ne sont plus situées, l'une par rapport à l'autre, dans le plan normal ; la malléole interne est devenue plus anté-rieure et l'externe plus postérieure ; la jambe a aussi éprouvé un léger degré de rotation sur son axe. De plus la courbure du bord interne est souvent devenue anguleuse, et l'on voit sur la face externe du pied plu-sieurs saillies osseuses irrégulières formées par la disjonction et la sub-luxation des articulations calcanéo-cuboïdienne et astragalo-scaphoïdienne. Enfin, en même temps que la courbure du bord interne du pied a pris la forme anguleuse, souvent ce bord s'est confondu avec la face plantaire qui participe de dedans en dehors à cette courbure et diminue sensible-ment de largeur. Je n'ajouterai pas que tantôt les orteils sont fortement attirés en dedans ou en dehors, qu'ils chevauchent parfois, que tantôt ils affectent des directions différentes, les uns étant fléchis, les autres éten-dus: ces particularités, qui peuvent se rencontrer avec toutes les variétés du pied-bot, ne font que mieux démontrer leur commune origine, sans empêcher la distinction des formes caractéristiques des variétés princi-pales. Or, voici la clé des élémens propres au second degré du varus équin.

Le déplacement des deux malléoles dont l'interne est reportée en avant, l'externe en arrière, résulte de deux causes: premièrement, de la rotation de l'astragale sur son axe vertical, rotation qui, comme je l'ai déjà fait re-marquer, a pour effet immédiat et nécessaire d'entraîner dans la même direction les malléoles entre lesquelles l'astragale est enclavé. La

seconde cause du mouvement naît de la forte tension du jambier postérieur qui chasse devant lui l'extrémité inférieure du tibia. On sait que le
tendon de ce muscle est logé dans une gouttière creusée sur le bord postérieur de la malléole interne; qu'il est réfléchi sur l'extrémité de cette
malléole comme sur une poulie de renvoi pour se rendre de là à la tubérosité du scaphoïde. De plus on sait que l'insertion supérieure du jambier postérieur a lieu à la face postérieure du tiers supérieur du tibia près
de son bord externe, c'est-à-dire dans un plan tout différent de son insertion inférieure. Or, à un degré considérable de rétraction, le tendon
réfléchi tend à se mettre en ligne droite entre les deux points d'insertion,
et à placer ses deux insertions dans le même plan, d'où le déplacement en
avant de la malléole interne. On pourrait objecter que ce déplacement
des malléoles est le résultat d'un effort fait par le sujet pour replacer la
pointe du pied en avant. Mais sur des fœtus où la marche n'a point encore obscurci les résultats de la rétraction musculaire, j'ai vu le sommet de la malléole externe tellement rapproché du scaphoïde au
moyen d'une flexion considérable du pied suivant son bord interne et
d'une forte adduction de l'avant-pied et d'un déplacement considérable de
la malléole interne en avant, que ces deux points n'étaient pas séparés
l'un de l'autre de plus de deux lignes. Dans ce cas le tendon du jambier
s'était lui-même porté en avant de la gouttière qu'il occupe d'ordinaire, et
celle-ci était en partie découverte.

La conversion de la courbure du bord interne en angle rentrant et la
diminution de largeur de la face plantaire sont le résultat de la rétraction
du long péronier latéral. On sait que ce muscle, après s'être réfléchi sur le
sommet de la malléole externe, suit une gouttière pratiquée sur la face
externe et inférieure du cuboïde, où il est retenu par une gaîne fibreuse,
et se rend delà en formant un angle obtus à la base du premier métatarsien et à la partie voisine du premier cunéiforme. Une forte rétraction de
ce muscle a pour effet de rapprocher les bords interne et externe du
pied, en attirant le premier vers le second, attendu que l'avant-pied

est maintenu dans l'adduction par le jambier postérieur. Or ce rappro-chement ne peut s'effectuer que par la rentrée du point correspondant à l'articulation du premier cunéiforme avec le premier métatarsien au niveau de laquelle se trouve le sommet de l'angle ou de la courbe formée par le bord interne du pied. On peut voir sur les varus équins où cet élément de déformation est prononcé le relief formé par la tension du long péronier latéral, immédiatement au-dessus de la malléole externe, et s'assurer directement, en essayant de redresser le bord interne du pied, de l'existence de la rétraction portée à un haut degré dans ce muscle.

Les saillies formées par les articulations calcanéo-cuboïdienne, astragalo-calcanéenne et astragalo-scaphoïdienne ne sont pas moins faciles à expliquer. Disons d'abord que ces saillies s'observent aussi bien chez des individus qui n'ont point marché que chez ceux qui ont fait usage de leurs pieds. Elles sont le résultat de la déviation de la tête de l'astragale en dehors et des pressions exercées sur les extrémités des parties comprises dans la courbure du bord interne et de la face inférieure du pied. Quand le pied se plie dans ce sens, indépendamment de la rotation de l'astragale qui est le déplacement le plus sensible, il chasse en dehors et subluxe les os de la seconde rangée comme des coins qui sont pressés et écrasés par leurs petites extrémités. Ce déplacement et cette saillie sont encore favorisés par le tiraillement et l'écartement des articulations qui aboutissent au bord et à la face externe du pied, tiraillement résultant de la courbure imprimée à cette face et à ce bord. Est-il besoin d'ajouter que ces saillies périphériques correspondent à la dépression du bord interne du pied et de sa face plantaire, et que finalement cette dernière série de résultats procède de la rétraction des fléchisseurs communs des orteils, fléchisseur et adducteur du gros orteil, auxquels s'ajoutent fréquemment les extenseurs correspondans, de manière à ce que la résultante de leur rétraction simultanée se confonde dans la corde des courbures du bord interne du pied et de la partie la plus interne de la face plantaire ?

Le troisième degré du varus équin offre moins de différence avec le second que le second avec le premier. Au troisième degré, la face plantaire regarde en dedans et en haut et le pied touche le sol par sa face dorsale. Tous les élémens du deuxième degré existent, mais proportionnellement plus développés. Le renversement du pied est presque complet, c'est-à-dire qu'il est presque sens dessus dessous : l'adduction est extrême, au point que la pointe du pied est quelquefois tournée en arrière. Le talon continue à être élevé; de plus, il est porté davantage en dedans et se rapproche parfois des orteils; j'ai vu en effet un exemple dans lequel le gros orteil et le talon, venus à la rencontre l'un de l'autre, étaient arrivés jusqu'au contact.

Enfin, comme cause et conséquence tout à la fois des dispositions qui précèdent, la courbure du bord interne du pied et de sa face plantaire forme un angle très aigu : c'est à cet ensemble de déformations extrêmes que les auteurs ont donné le nom d'enroulement complet du pied. Dans des cas rares, l'avant-pied est tellement attiré en dedans et en haut que son bord interne et sa face plantaire sont appliqués contre la jambe. Qu'on suppose, en présence de ces élémens portés à leur dernier degré, la rétraction extrême des muscles affectés à la production des formes du second degré, c'est-à-dire des jambiers antérieur et postérieur, des jumeaux et soléaire, des extenseurs et fléchisseurs propres et communs des orteils, et l'on aura la raison matérielle de ces résultats; c'est en effet ce qu'il m'a été donné d'examiner chez plusieurs monstres et chez des adultes. Chez les premiers la rétraction musculaire et l'arrêt de développement consécutif sont souvent portés au plus haut degré; aussi n'est-il pas rare de rencontrer chez eux des formes de pied-bot proportionnées à ces atteintes énergiques de leur cause essentielle. J'ajouterai encore que dans ces cas la rétraction occupe la généralité des muscles de la jambe et du pied, et que les muscles accessoires de la région plantaire aussi bien que ceux de la face dorsale du pied y participant, contribuent dans la limite de leur force, de leur direction, et du degré de rétraction dont ils sont atteints, à l'accomplissement des déformations extrêmes qui caractérisent les derniers degrés du varus équin. C'est ainsi que j'ai vu dans certains cas la rétraction du court fléchisseur des orteils, de l'accessoire du long fléchisseur commun, de l'abducteur oblique du gros orteil, concourir à la réalisation des formes extrêmes du varus équin.

§ III. — DU PIED-BOT VALGUS.

Dans le valgus, le pied tend à se renverser sur son bord interne, sa face plantaire regardant en dehors. Cette variété du pied-bot est fort rare, parce qu'elle ne peut exister qu'avec des conditions exceptionnelles de la rétraction musculaire. Mais par cela même que ces conditions sont exceptionnelles, elles n'en sont que plus tranchées et plus faciles à déterminer. Spécifions d'abord les formes caractéristiques du valgus; puis nous montrerons leurs rapports immédiats avec l'étiologie qui domine les autres variétés du pied-bot.

Avant toute chose, il ne faut pas confondre le valgus véritable avec le renversement du pied sur sa face interne, par suite de la déviation ou des courbures rachitiques des genoux et des os de la jambe. Dans le vrai valgus, le squelette est sain, les os ont leurs formes normales; ils n'ont, comme dans les autres variétés du pied-bot, subi que des changemens de rapports articulaires. En effet, le valgus dans sa forme la plus ordinaire consiste dans un mouvement de rotation de l'avant-pied sur la tête de l'astragale, mouvement qui répète d'une manière permanente le même mouvement physiologique et emprunte, pour se produire, les mêmes agens musculaires. Tous les cas de valgus qu'il m'a été donné d'observer se rapportent à trois formes qui peuvent constituer trois degrés différens.

Au premier degré, l'avant-pied, comme je viens de le dire, a subi un mouvement de rotation de dedans en dehors et de bas en haut sur la tête de l'astragale. De plus, la face et le bord externe du pied décrivent avec la face externe et antérieure de la jambe un angle qui varie de l'angle droit à un angle aigu de trente à trente-cinq degrés. On sent et l'on voit même ordinairement entre ces deux faces une ou plusieurs cordes tendues, saillantes sous la peau, qui s'opposent directement au redressement du pied. Ces cordes sont formées par le péronier antérieur et l'extenseur commun des orteils.

A un degré plus prononcé, non seulement l'avant-pied est soulevé en dehors, mais il est porté plus ou moins fortement dans l'abduction; ici la rétraction des péroniers latéraux s'est jointe à celle du péronier antérieur et de l'extenseur commun des orteils.

Enfin, dans un dernier degré, degré extrême que je n'ai rencontré que chez les monstres, le pied est fortement courbé sur son bord externe et décrit un angle aigu dont le sommet répond au milieu de ce bord ; dans certains cas, cette courbure accompagne une élévation très considérable de la face externe du pied, qui peut aller jusqu'au contact avec la face externe de la jambe. Dans ces cas il y a, outre la rétraction du péronier antérieur et du long péronier latéral, rétraction du court péronier latéral, de l'abducteur du petit orteil et du pédieux. Le premier, s'attachant à l'angle externe de l'extrémité postérieure du cinquième métatarsien, force, par sa rétraction extrême, cet os à basculer sur le cuboïde; le second s'insérant par un de ses chefs au calcanéum et se rendant au côté externe de la base de la première phalange du petit orteil commence la courbure; en même temps que le pédieux, dont la direction est oblique par rapport à chacun des métatarsiens, complète cette courbure du pied suivant son bord externe.

Telles sont les formes et tel est le mécanisme de la production du valgus à ses différens degrés. On comprend difficilement, au premier abord, comment des muscles aussi faibles que les péroniers et l'extenseur commun des orteils soient capables de produire presque à eux seuls des formes permanentes aussi opposées à celles qui résultent de l'action bien plus puissante et plus énergique des jumeaux, des jambiers, des fléchisseurs propres et communs des orteils; car les mouvemens normaux que le valgus représente sont très limités et peu capables de balancer les mouvemens déterminés par les muscles antagonistes. Il faut donc quelque chose de plus que la rétraction directe des muscles affectés au valgus : ce quelque chose est la paralysie des muscles dont l'antagonisme serait trop fort pour permettre au valgus de s'établir. Ainsi l'on peut s'assurer directement sur les sujets atteints de pieds-bots valgus prononcés que les jumeaux et soléaire, les jambiers antérieur et postérieur, les fléchisseurs des orteils sont plus ou moins paralysés. Ils ont éprouvé le degré extrême de l'affection nerveuse dont le degré moindre s'arrête à la rétraction simple, c'est-à-dire au raccourcissement immédiat et à l'arrêt de développement consécutif. On le voit non seulement à la forme de la jambe et du pied, mais encore à l'impotence plus ou moins marquée de ce dernier. La jambe est flasque, aplatie, sans relief charnu; le pied se meut tout d'une pièce et dans la seule direction des muscles les moins paralysés; souvent il obéit passivement à la secousse qu'on lui imprime : sa forme n'est pas d'ailleurs celle du pied-bot ordinaire où tous les os semblent bridés entre les différens muscles rétractés; le pied est au contraire allongé, sans relief et sans accent; sa sensibilité et sa caloricité beaucoup diminuées sont à l'unisson de la motilité et des autres caractères qui précèdent. On remarquera toutefois qu'il n'est pas nécessaire, pour que cette détermination soit vraie, que tous les faits qu'elle embrasse se rencontrent avec ce rigoureux ensemble de particularités : j'ai indiqué l'expression la plus exagérée, parce qu'elle se montre telle dans certains cas; mais j'ai soin de dire que la paralysie qui accompagne toujours plus ou moins certains muscles dans le valgus est proportionnée au degré de rétraction directe inhérent aux muscles spécialement affectés à la formation de cette variété du pied-bot. J'ajouterai, d'ailleurs, pour ne laisser aucun fait en-dehors de la doctrine que je professe, que l'existence de la seule paralysie dans certains muscles suffit pour que les muscles antagonistes, même non rétractés, effectuent, par le seul effet de l'absence de tout antagonisme, la difformité qu'ils produisent bien mieux encore quand la rétraction véritablement permanente s'y joint. Ce fait n'existe pas seulement pour le pied-bot, il est général, et se représente dans l'histoire de toutes les difformités articulaires.

§ IV. — LE TALUS.

Le talus est l'opposé du pied équin, c'est-à-dire que le talon est abaissé et l'avant-pied élevé. Comme la précédente, cette variété du pied-bot est nécessairement rare, parce que, comme elle, elle nécessite une condition exceptionnelle de la rétraction musculaire. En effet, dans le talus, l'avant-pied est élevé, et, à son degré extrême, il est élevé jusqu'au contact de la face dorsale du pied sur la jambe. Or, pour peu que le talon s'abaisse à ce point, il faut que les muscles postérieurs, les jumeaux et le soléaire cèdent d'une quantité qui n'est pas dans la limite de leur allongement normal. Je montrerai plus bas comment cette condition se concilie facilement avec le fait de la rétraction des muscles spécialement affectés au mouvement physiologique que la forme talus représente. En effet, cette variété du pied-bot est bien, comme toutes les autres, la représentation permanente d'un mouvement physiologique : c'est la flexion du pied sur la jambe rendue fixe, et cet état est bien le produit de la rétraction des muscles qui sont affectés à la production du même mouvement normal. Il n'est pas besoin de grands développemens pour démontrer l'un et l'autre de ces points. Il suffit de voir un exemple de talus pour se convaincre qu'il n'y a que glissement de la mortaise tibio-péronière sur la poulie astragalienne, jusqu'au contact de leurs bords correspondans; il est même impossible de distinguer par la forme le premier degré d'un véritable talus, de la forme temporaire qu'affecte le pied dans la flexion physiologique. Quant aux agens musculaires qui produisent ces mêmes formes dans ces deux cas, ce sont les extenseurs propre du gros orteil et commun des orteils, les jambier et péronier antérieurs; en un mot, tous les muscles qui vont de la face antérieure de la jambe à la face supérieure du pied. On en acquiert directement la preuve dans ces deux cas : dans la flexion physiologique, on sent les tendons des muscles qui se contractent ; et dans la flexion permanente, ou le talus, on sent les mêmes tendons sous la peau d'autant plus saillans et d'autant plus tendus que le talus est plus prononcé, et qu'on fait plus d'efforts pour rétablir la forme normale du pied.

Maintenant, par quelle influence les muscles relativement plus faibles de la partie antérieure de la jambe et du pied parviennent-ils à vaincre la résistance des masses musculaires beaucoup plus fortes du mollet? Par l'influence signalée à propos du valgus, par la paralysie des muscles dont il s'agit. Ici, comme dans le valgus, la forme du mollet, le défaut de résistance de la fibre musculaire qui est cellulo-graisseuse, l'allongement véritable et outre mesure des jumeaux, enfin, un défaut de contractilité, de sensibilité et de caloricité normales ne laissent aucun doute sur l'état de paralysie plus ou moins complète dans lequel se trouvent ces muscles, alors que ceux de la région antérieure, atteints par la même affection nerveuse, ne l'ont été que jusqu'au degré de la rétraction simple, c'est-à-dire jusqu'au raccourcissement extrême avec peu ou point de paralysie.

Telles sont les formes principales et connues jusqu'ici du pied-bot, dans leurs rapports avec l'étiologie de la rétraction musculaire. Je me suis borné dans ce mémoire à l'examen de ces quatre variétés et de leurs principales combinaisons, pour simplifier la démonstration que j'avais à donner. Mais depuis que j'ai été conduit à la connaissance de leur véritable origine, j'ai pu apercevoir, en dehors des divisions admises par les auteurs, quelques autres formes constituant des variétés entièrement nouvelles. Car, ainsi que je l'ai dit, la connaissance plus exacte des causes conduit à une détermination plus rigoureuse des formes. Ces variétés nouvelles seront mieux exposé es dans un mémoire particulier; pour le moment, je m'en tiens à celles qui étaient connues dans la science.

§ V. — CONSÉQUENCES ET CONCLUSIONS.

Les conséquences qui découlent de l'analyse étiologique à laquelle je me suis livré dans ce mémoire sont de deux ordres : les unes établis-

sent d'une manière définitive et péremptoire le fait de la rétraction musculaire comme cause du pied-bot dans ses différentes manières d'être; les
autres conduisent à un système de traitement nouveau en tant qu'il appli-
quera et distribuera d'une façon tout-à-fait nouvelle les différens agens
appliqués jusqu'ici suivant une méthode incomplète, empirique et abso-
lue. Je m'explique sur ces deux ordres de considérations.

Lorsque, dans mon mémoire sur l'étiologie générale du pied-bot congénital, j'ai formulé le fait qui tient sous sa dépendance toutes les variétés
de cette difformité, je n'ai pu invoquer à l'appui de mon opinion que les
preuves générales qui pouvaient l'établir. Pour démontrer que le pied-
bot congénital est bien le produit de la rétraction musculaire liée à une
affection des centres nerveux ou des nerfs eux-mêmes, j'ai rapporté de
nombreux exemples dans lesquels des traces matérielles de la maladie
coïncidaient avec la difformité; j'ai montré en outre que dans les cas où
ces traces n'existaient pas, et où par exemple la rétraction avait été le
produit de l'affection d'un simple rameau nerveux, la nature de la difformité pouvait encore être révélée par les caractères généraux de la rétraction, qui sont les caractères généraux du pied-bot lui-même.

J'ai établi en outre qu'indépendamment de ces caractères généraux
propres à toutes les variétés du pied-bot, il existait pour chacune d'elles des
caractères spéciaux également fournis par les manifestations spéciales de
la rétraction musculaire. Eh bien ! l'analyse à laquelle je me suis livré
dans ce mémoire a eu précisément pour résultat de formuler l'histoire de
toutes les manières d'être, de toutes les combinaisons de la rétraction des
muscles de la jambe et du pied. Chaque variété, chaque sous-variété,
chacun de leurs degrés sont, comme je l'ai dit, des expressions différentes de la rétraction, diversifiée dans son intensité, dans son siége et dans
les rapports multiples des différens élémens qui la composent. Quoi de
plus significatif, en effet, pour la détermination de l'essence même de la
rétraction et de son existence matérielle, que cette association, sur le
même pied-bot, de l'état normal, de la rétraction et de la paralysie com-

plète de certains muscles? Quoi de plus caractéristique que cette succession de formes, d'aspects, de reliefs, de manières d'être différentes, si bien expliqués par le raccourcissement ou la paralysie de tels ou tels agens musculaires; si bien dans la ligne d'action de ces agens, et représentant si bien à l'état fixe la forme des mouvemens qu'ils provoquent passagèrement à l'état normal? Quelle correspondance plus merveilleuse que celle de toutes ces formes du pied-bot avec les différentes combinaisons dont les articulations sont susceptibles à l'état physiologique? car le fait est ressorti clair comme le jour : le pied-bot le plus extrême, le plus exagéré, le plus insolite, n'est que l'exagération de certains déplacemens articulaires normaux des os du pied, entraînés au-delà ou en deçà de leurs rapports ordinaires, par les mêmes muscles qui règlent ces mêmes rapports à l'état physiologique. Quelle signification, quelle évidence plus explicite et plus matérielle que celle qui résulte pour chaque variété du pied-bot, de la tension des muscles placés dans la concavité des courbures, de cette tension augmentant toujours avec les degrés de la difformité; finalement, de la disparition des obstacles au redressement du pied par la section des tendons qui brident les extrémités de chacune de ses courbures ? Ceci me conduit à l'examen des conséquences thérapeutiques.

Il est peu d'esprits qui ne déduisent spontanément des observations qui précèdent les conséquences pratiques qu'elles renferment (1). J'ai dit

---

(1) Ces conséquences sont, en effet, si faciles à établir que plusieurs personnes qui s'occupent du même objet en ont fait leur profit; mais il me suffira d'établir rigoureusement les dates de mes recherches et les titres de priorité que j'ai eu soin de me ménager pour n'avoir à subir, sur ce point, de discussion avec personne. On trouve dans le rapport de l'Académie des sciences sur mes recherches déposées en avril 1836, l'énoncé clair et net de l'étiologie générale du pied-bot ; j'ai déposé à l'Académie royale de médecine, au mois de juillet 1838, un paquet cacheté renfermant les conclusions scientifiques et pratiques du mémoire que je publie aujourd'hui ; enfin, M. Velpeau a exposé, en mon nom, dans la discussion qui a eu lieu à l'Académie de médecine sur le pied-bot congénital, les points principaux de ces mêmes recherches. (V. Gazette Médicale, 1838.)

ailleurs que la thérapeutique n'est que l'étiologie retournée. Retournons, en effet, la rétraction musculaire, c'est-à-dire détruisons-la dans ses différentes manifestations ; attaquons-la et faisons-la disparaître dans les différens muscles qu'elle occupe, et nous aurons toute la thérapeutique du pied-bot. Ainsi on avait coupé empiriquement le tendon d'Achille, parce qu'on y voyait un obstacle matériel et le principal obstacle au redressement du pied. Quelques personnes ont même appliqué accidentellement et sans autre motif la même opération à quelques-uns des autres muscles de la jambe ; mais ce n'étaient là que des applications aveugles, occasionnelles et dépourvues d'indications dans le présent et sans conséquences ni règles fixes pour l'avenir. Or, maintenant que le nombre et les rapports des muscles rétractés seront connus et spécifiés pour chaque variété du pied-bot, maintenant qu'on sait que telle ou telle forme est sous la dépendance de la rétraction de tels ou tels muscles, est-il nécessaire d'établir qu'à chacun de ces muscles, suivant son importance et le degré de résistance qu'il oppose au redressement du pied, devra être appliquée l'opération réservée jusqu'ici presqu'exclusivement au tendon d'Achille ? Ajoutons que les machines employées pour compléter le traitement chirurgical ne devront pas tendre vaguement à restaurer les formes du pied, mais devront s'appliquer directement à vaincre tels ou tels muscles et par conséquent agir dans une direction diamétralement opposée à leur rétraction. J'aurai tout dit en ajoutant que l'expérience a pleinement et un grand nombre de fois confirmé ces inductions de l'étiologie. Pour le pied équin, j'ai fait la section du tendon d'Achille et quelquefois aussi du fléchisseur propre du gros orteil. Pour le varus pur, j'ai coupé les tendons des jambiers antérieur et postérieur : pour l'équin varus, le tendon d'Achille et le tendon du jambier postérieur ; pour le varus équin, les jambiers antérieur et postérieur, le tendon d'Achille, l'extenseur propre et l'adducteur du gros orteil, quelquefois le long péronier latéral ; pour le valgus, le péronier antérieur et les péroniers latéraux ; pour le talus, le jambier antérieur, le péronier antérieur et l'extenseur commun des orteils, et finalement l'aponévrose plantaire et d'autres muscles pour d'autres formes, que je me suis abstenu de déterminer, mais qui ne m'ont offert que des applications des principes exposés dans ce mémoire.

Telle est la détermination étiologique de chaque variété du pied-bot congénital, considérée dans ses rapports avec la rétraction musculaire. Cette détermination, qui comprend à la fois une analyse nouvelle des dispositions des surfaces articulaires des os du pied, des muscles qui les desservent, des mouvemens qu'ils exécutent et des déplacemens qu'ils éprouvent dans les différentes variétés du pied-bot, peut se résumer dans les propositions suivantes :

1° Toutes les formes ou variétés du pied-bot congénital sont le résultat de la rétraction musculaire, dont les élémens sont différemment distribués et combinés dans les muscles de la jambe et du pied; et les muscles rétractés dans chaque variété du pied-bot sont ceux dont la contraction temporaire détermine dans le pied un mouvement physiologique correspondant; d'où il résulte que tout pied-bot n'est que l'exagération permanente de la forme d'un mouvement physiologique du pied.

2° Toutes les variétés du pied-bot sont *simples* ou *composées* : simples, quand elles sont exclusivement le résultat de la rétraction des muscles qui président à la forme spéciale de la variété : composées, quand à la rétraction de ces muscles se joint, mais à des degrés différens, celle de la plupart des autres muscles de la jambe et du pied; en sorte que les mêmes muscles peuvent être rétractés dans les différentes variétés du pied-bot, et que c'est autant à la combinaison des degrés de la rétraction qu'à celle de son siége que sont dues les oppositions ou caractères des variétés de cette difformité.

3° Les formes spéciales du pied *équin* sont le produit de la rétraction des jumeaux soléaire et fléchisseurs des orteils; celles du *varus*, de la rétraction des jambiers antérieur et postérieur; celles du valgus, de la rétraction des péroniers antérieur et latéraux; celles du *talus*, de la rétraction du jambier antérieur, du long extenseur des orteils et du péronier antérieur, avec paralysie complète ou incomplète des jumeaux et soléaire. Les formes des variétés d'association qui résultent de la combinaison de ces principales variétés entre elles sont le produit de la rétraction simultanée des mêmes muscles, auxquels il faut ajouter comme élémens de déformations accessoires ou complémentaires la rétraction des courts extenseurs et des courts fléchisseurs des orteils; des adducteurs du gros et du petit orteil de l'aponévrose plantaire, : en un mot, de tous les muscles de la jambe et du pied.

4° Le traitement chirurgical du pied-bot congénital doit comprendre la section des tendons des muscles, dont la rétraction décide de la forme pathologique du pied: contre l'élévation du talon, le tendon d'Achille; contre le renversement du pied sur son bord externe, le jambier antérieur ; contre le renversement de son bord interne, le péronier antérieur et tout ou partie de l'extenseur des orteils; contre l'adduction forcée du pied, le jambier postérieur ; contre son abduction, les péroniers latéraux ; contre la courbure suivant son bord interne, l'adducteur du gros orteil; contre l'extension ou la flexion permanente des orteils, la section des tendons des muscles correspondans, et finalement la section simultanée des tendons de ces muscles, suivant la simultanéité de leur rétraction, dans les différentes combinaisons de forme que présente le pied-bot.

5° Le traitement mécanique ou consécutif du pied-bot doit reposer sur les mêmes données, c'est-à-dire employer des appareils dont les centres de mouvement répondent au centre de mouvement des articulations déplacées et dont les efforts agissent dans un sens directement opposé à l'action des muscles rétractés.

Dans un prochain mémoire, je ferai connaître avec détail les procédés à l'aide desquels j'ai rempli ces indications, et quelques-unes des observations pratiques où ils ont été mis en usage.

FIN.

9 782019 267391